BAUME AROMATIQUE

PRÉPARÉ PAR

MM. THIBAUT, FRÈRES

FABRICANTS DE CIERCES

A NICE (ALPES-MARITIMES)

Médaille de Bronze

A L'EXPOSITION AGRICOLE ET HORTICOLE

De NICE et des ALPES-MARITIMES.

NICE

TYPOGRAPHIE, LITHOGRAPHIE ET LIBRAIRIE S. C. CAUVIN ET Cᵉ

Rue de la Préfecture, 6.

—

1871

BAUME AROMATIQUE

PRÉPARÉ PAR

MM. THIBAUT, FRÈRES

FABRICANTS DE CIERGES, A NICE

(ALPES - MARITIMES).

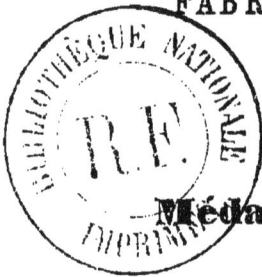

Médaille 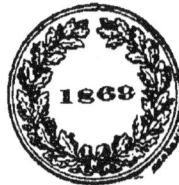 **de Bronze**

A L'EXPOSITION AGRICOLE ET HORTICOLE
de NICE et des ALPES-MARITIMES.

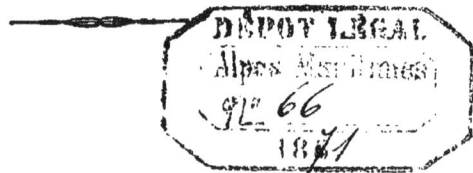

Le Baume des Frères Thibaut, guérit radicalement et presqu'instantanément les blessures faites avec un instrument tranchant ou contondant, une arme à feu, etc., les foulures, meurtrissures, déchirures de la peau, brûlures, plaies, morsures, panaris, cals ou durillons, gerçures, engelures, etc., etc.

La principale propriété de ce Baume consiste en ce qu'il empêche l'inflammation de se développer et de la faire cesser subitement quand elle s'est déjà déclarée.

Les certificats ci-joints, délivrés par des personnes qui en ont fait l'application et par les Médecins qui l'ont ordonné, témoignent de sa grande efficacité et de la vérité de ce qui a été affirmé ci-dessus.

BAUME AROMATIQUE.

DÉCLARATIONS.

Je soussigné certifie avoir employé *avec avantage*, dans *plusieurs blessures*, le BAUME des Frères THIBAUT.

Nice, le 27 octobre 1869.

BARELLI,

Docteur Médecin de l'Hôpital de la Croix.

Je soussigné, Joseph Bessy, ouvrier forgeron, déclare par le présent et pour rendre hommage à la vérité, qu'un accident survenu dans mon travail par suite d'une massue tombée de l'enclume sur mon pied droit, m'avait complétement abîmé le gros orteil. M'étant adressé à MM. Thibaut, fabricants de Cierges, à Nice, ils m'appliquèrent sur la partie malade une composition, dite *Balsamum*, et à la suite de deux pansements, j'ai pu, au bout de huit jours, reprendre mon travail. Je déclare, en outre, que les soins de MM. Thibaut m'ont été donnés par de sentiments humanitaires; en foi de quoi je leur délivre la présente déclaration pour leur servir et valoir au besoin.

Nice, ce 12 août 1869.

BESSY JOSEPH.

Je soussigné, certifie qu'avec une pointe m'étant percé le doigt index, j'ai immédiatement appliqué sur la blessure le Baume qui m'avait été gratuitement donné par M. Thîbaut et instantanément j'en ai été guéri.

En foi de quoi, etc.

Nice, le 20 octobre 1869.

Le soussigné,
FIANSON.

Je soussigné, déclare comme ayant été grièvement blessé au pied droit, par la chute d'une hâche tombée sur la rue, de la hauteur d'un troisième étage, j'ai immédiatement appliqué sur la profonde blessure le Baume qui m'avait été donné gratuitement par M. Thibaut, et dans très peu de jours j'ai été radicalement guéri.

Nice, le 10 janvier 1869.

L. ARONA.

Nice, 29 octobre 1869.

Monsieur B. Thibaut,

Je croirais manquer à mon devoir si je négligeais de vous faire part de la guérison de deux personnes, pour avoir fait usage, avec le plus grand succès, de votre spécifique, que vous avez eu l'obligeance de me donner gratuitement.

A la seule application de votre excellent Baume, ma femme, qui s'était coupée une main, a pu dans la journée vaquer à ses affaires ; il en a été de même d'un certain Victor Grinda, domestique, qui s'était foulé un pied en chargeant sur charrette une barrique pleine ; malgré cette contusion il n'a pas été empêché de continuer son travail.

Veuillez donc agréer, Monsieur, toute ma reconnaissance et me croire votre bien dévoué serviteur.

J. VEGLIO.

Je soussigné, déclare que, moyennant l'application d'un Baume particulier, préparé par MM. les frères Thibaut et qui m'a été gratuitement fourni par eux, j'ai été presque instantanément guéri d'un panaris au pouce de la main gauche, qui me faisait beaucoup souffrir.

Je déclare, en outre, que, par l'application du même Baume, j'ai guéri ma mère, âgée de quatre vingt-dix ans, d'une plaie ancienne entre le coin de l'œil gauche et la racine du nez, qui menaçait de se gangrener.

Nice, le 14 juin 1868.

Chanoine. H. DELEUSE.

Nous, ci-dessous nommés, (ne sachant ni lire ni écrire) déclarons en l'honneur du vrai, que, moyennant l'application du Baume de MM. Thibaut frères, négociants à Nice, qui nous a été gratuitement donné, nous avons été guéris: 1° Ange Busca, d'une grave brûlure; 2° Hyacinthe Spinelli, d'une forte contusion à la main, occasionnée par un coup de pierre; 3° Michel Gimello, d'une profonde blessure à la main, occasionnée par un coup de scalpel; 4° Joseph Biancheri, d'une meurtrissure faite par une charrette chargée de pierres qui lui était passée sur la main; 5° Marie Bonfils, d'une grave brûlure; 6° Joséphine Brioulli, d'une morsure; 7° Barthélemy Giuglaris, d'une coupure occasionnée par une faulx tandis qu'il moissonnait. Nous déclarons, en outre, que toutes nos blessures ont été guéries en très-peu de temps, et nous en témoignons volontiers notre reconnaissance à MM. les frères Thibaut, par la présente, devant les témoins soussignés.

Ange RUSCA, Laurent BOTTAU, Hyacinthe SPINELLI.

Nice, le 2 Novembre 1868.

Je soussigné, Docteur en Médecine, déclare avoir appliqué le Baume fabriqué par MM. Thibaut frères, de Nice :

1° Dans un cas de panari sous-épidermique, péri-onglée et en avoir obtenu un bon résultat dans l'espace de deux jours, suivi de guérison complète;

2° Dans un cas de douleur vive des muscles de la région lombaire, ressentie après un violent effort. Ce médicament a produit un soulagement considérable de la douleur qui a disparu ensuite après quelques applications ;

3° Dans un cas de contusion à la main, accompagnée de tuméfaction. Dans l'espace de deux jours, et après quelques applications, la douleur et la tuméfaction ont disparu.

Nice, 3 décembre 1869.   Dr GOIRAN.

Je soussigné, déclare qu'ayant eu occasion d'appliquer le Baume des frères Thibaut, que ceux-ci avaient eu la gracieuseté de me donner, sur une très forte entaille qu'un enfant venait de se faire au pied en marchant sur un fond de bouteille en se baignant, la plaie se cicatrisa au bout de quelques heures.

Je déclare aussi que m'en étant servi moi-même pour une contusion au bras, je fus guéri par l'application d'une compresse du dit Baume.

Nice, le 11 novembre 1869.   CLÉMENT.

Je soussigné, Godard Benoît, domicilié à Nice, rue Masséna 36, déclare m'être fait une piqûre à la main droite avec un crochet à S qui me faisait cruellement souffrir depuis plus de huit jours ; m'étant transporté chez MM. Thibaut frères, négociants, ils eurent la bonté de panser ma main avec leur Baume; ce médicament a été tellement efficace, qu'au bout de quelques jours la plaie s'est cicatrisée, et grâce aux bons soins dont MM. Thibaut m'ont entouré, ma main est revenue à son état naturel. Je me plais à signaler ce fait et je remercie bien affectueusement ces Messieurs.

Nice, 19 novembre 1869.   GODARD BENOIT.

CONSULAT DE LA RÉPUBLIQUE DE NICARAGUA A NICE.

—

Utelle, 8 octobre 1869.

Monsieur et cher ami,

Votre Baume, que j'appelle Baume Thibaut, est vraiment d'une efficacité surprenante. Je viens d'être témoin d'une cure merveilleuse et d'une guérison complète obtenue en très peu de temps par rapport à la gravité de la plaie.

Un jeune homme de cette ville, M. Amici, clerc de notaire chez M. Amici, à Nice, atteint d'une forte plaie à un pied, qui se montrait rebelle depuis plus de deux mois à tout traitement s'était retiré ici chez ses parents. Je parlais à la famille de votre Baume dont vous m'aviez plusieurs fois vanté l'efficacité, et sur leur demande je vous écrivis pour le petit flacon que vous avez eu l'obligeance de m'envoyer. Quatre gouttes de votre Baume sur une pièce en fil appliquée sur la plaie et renouvelée matin et soir pendant les trois premiers jours, et une fois ensuite jusqu'au vingt-unième, ont obtenu une guérison complète.

J'ai suivi cette cure jour par jour; elle m'a beaucoup surpris, mais aussi je suis entièrement convaincu, mon cher ami, de l'efficacité de votre Baume, et pour vous prouver la confiance que j'ai en lui, je vous envoie avec la présente le petit flacon que je ne crains pas de vous demander de remplir une seconde fois et que je conserverai précieusement.

Votre tout dévoué

J.-B. RISSO.

Je soussigné, certifie qu'ayant fait usage du Baume des frères Thibaut, qu'ils m'ont offert gratuitement, j'ai été guéri en très peu de temps d'un panari qui m'était venu au pouce de la main droite et qui me faisait beaucoup souffrir.

Nice, le 25 novembre 1869.

P. RAYMONDY.

Je soussigné, Navello Jean-Baptiste, natif et domicilié à Falicon, déclare avoir employé le Baume de MM. les frères Thibaut, pour un panaris que ma femme avait eu au pouce de la main droite qui la faisait cruellement souffrir, et que dès son application elle a été immédiatement soulagée et guérie en très peu de temps.

En foi de quoi je leur ai délivré le présent pour leur servir au besoin.

Falicon, le 22 octobre 1869.   J.-B. NAVELLO.

Je soussigné, Brun, Julien, maçon, déclare que le lundi 27 septembre dernier, travaillant à la maison de Mme Ve Tiranty, place Masséna, dans la cour, au moment où j'avais la main droite appuyée sur une échelle, un caillou d'environ un kilogramme et demi qui se trouvait dans le dépôt de balayures du 3e étage, qu'on était après à démolir, tomba de cette hauteur sur la main que je tenais appuyée à l'échelle, me broya presque le doigt du milieu et contusionna grièvement la main. Ayant appliqué sur la blessure un Baume que M. Barthélemy Thibaut a eu l'obligeance de me donner gratuitement, j'ai été entièrement guéri après quelques applications, sans inflammation ni enflure de la partie contusionnée.

Nice, le 2 octobre 1869.   BRUN JULIEN.

Je soussigné, maréchal des logis, chef de gendarmerie à la résidence de Nice, certifie que le 15 août 1869, le gendarme Elleboode, faisant boire deux chevaux, l'un d'eux a fait un bond et, lui tombant sur le pied, lui a enlevé complétement l'ongle du gros orteil. Après avoir laissé saigner et lavé cette blessure, j'ai appliqué sur la plaie un Baume préparé par MM. Thibaut frères, qui avaient bien voulu m'en faire cadeau d'un flacon. Le lendemain 16 dudit mois, même application; le 17, ce militaire chaussait sa botte et se mettait en route pour le service. Je constate qu'aucune espèce d'inflammation ne s'est fait remarquer à cet orteil.

Nice, le 18 août 1869.   CHARMOT.

Je soussigné, Docteur en médecine et chirurgie, déclare avoir très-souvent employé le Baume préparé par les frères Thibaut dans les cas de brûlures, contusions, coupures, etc., et que toujours la guérison s'en est suivie en très-peu de temps, et, pour ainsi dire, presque instantanément. Pour rendre hommage à la vérité, je dois en outre déclarer, que j'ai reconnu dans ce Baume une vertu spéciale, c'est celle d'empêcher toute inflammation, ou de l'arrêter si elle s'est déjà développée, comme aussi de calmer aussitôt les souffrances.

Nice, le 3 novembre 1869.

Dʳ GRINDA, J.

Mon cher Monsieur THIBAUT,

Je vous remercie bien affectueusement des soins que vous avez daigné donner à un de mes confrères qu'un panaris faisait extrêmement souffrir. Le Baume, de votre composition, que vous lui avez administré, non seulement a soulagé le doigt malade, à la première application du remède, mais il l'a guéri radicalement en peu de jours.

Je suis heureux de vous faire agréer l'expression bien sincère de ma reconnaissance.

Nice, le 27 octobre 1869.

Votre tout dévoué

F. SALUTAIRE,

Directeur des frères des Ecoles Chrétiennes.

Je soussigné, déclare avoir été soulagé presque instantanément et guéri en peu de jours d'une brûlure à l'avant-bras occasionnée par la chute d'une chaudière de lessive bouillante et ce moyennant l'application d'un Baume que Mʳˢ les frères Thibaut m'avaient gratuitement donné.

En foi de quoi, etc.

Nice, le 20 août 1869.

GIAUME FRANÇOIS.

Je soussigné, déclare que j'eus à souffrir l'année dernière d'un abcès au talon du pied gauche, qui résistait à tous les remèdes et me retint au lit près d'un mois.

Ayant enfin employé le Baume que Messieurs les frères Thibaut m'ont fourni gratuitement, j'en fus guéri presque instantanément, puisqu'au bout de deux jours, après son application, je pus me chausser et marcher sans la moindre incommodité.

En foi de quoi, etc.,

Nice, le 7 novembre 1869.

GASPARD SALVI,
Intendant en retraite.

Je soussigné, déclare qu'étant affecté d'une tumeur blanche à l'index de la main droite, j'ai employé le Baume de MM. Thibaut frères, marchands de cierges à Nice, et j'ai trouvé dans ce spécifique une prompte guérison qui me permit de vaquer à mon travail en peu de jours.

Et, pour les remercier de leur bonté, je leur délivre le présent.

Nice, le 20 novembre 1869.

JOSEPH MERLO.

Je soussigné, déclare que par suite d'un accident qui m'est arrivé vers le mois de juillet dernier à la main droite, occasionné par une épine de prunier sauvage, la main ainsi que les doigts furent enflés dans une demi-heure et ne pouvant plus remuer ni l'une ni les autres; le lendemain je me transportai chez MM. Thibaut frères en les priant de me faire une application de leur Baume, ce qu'ils firent desuite, et dans les vingt-quatre heures je fus à même de me servir de la main sans en ressentir plus aucune douleur.

En foi de quoi, je leur délivre le présent.

Nice, le 10 novembre 1869.

F. REY.

Je soussigné, déclare avoir employé le Baume de MM. Thibaut frères sur le nommé Ferdinand Théodore, qui s'était grièvement écrasé l'orteil du pied droit sous la roue d'une charrette, ce qui le faisait beaucoup souffrir et le retenait au lit depuis quelques jours. Après deux ou trois applications de ce Baume, le malade put reprendre ses occupations et dans peu de jours la guérison fut complète.

Je déclare, en outre, que m'étant brûlé, par le contact d'un fer chaud, l'index de la main gauche, j'employai ce médicament et en peu de temps ma brûlure fut guérie.

En foi de quoi, je délivre à MM. Thibaut frères, le présent, en témoignage de reconnaissance et pour leur valoir au besoin.

Grasse, le 25 août 1868.

GUSTAVE SASSERNÒ.

Nice, le 15 novembre 1869.

Monsieur B. Thibaut,

Je suis heureux de vous prouver une fois de plus que le Baume que vous m'avez amicalement donné, est d'une efficacité remarquable. L'ayant employé dans plusieurs circonstances, sur moi et sur les miens, j'en ai toujours obtenu des résultats satisfaisants.

Récemment encore, mon petit garçon, âgé de 4 ans, s'amusant avec une vrille, s'est percé la main gauche de part-en-part avec cet instrument; le lui ayant retiré, j'ai immédiatement appliqué votre spécifique, qui tout en calmant instantanément la douleur, a empêché l'inflammation de se produire, et le jour suivant l'enfant était parfaitement guéri.

En vous priant d'agréer mes sincères remercîments, veuillez me croire

Votre tout dévoué

P. GUIDI.

Nous soussignés, Louis Piron et Désiré Piron fils, certifions en l'honneur de la vérité que nous fûmes promptement soulagés et guéris par l'application du *Baume* qui nous fut amicalement donné par Monsieur B. Thibaut.

L'un, sur la main qu'il avait eu déchirée par un éclat de vitre, l'autre, sur le bras droit atteint de rougeur érésipélateuse.

Nous sommes heureux d'en attester ici l'efficacité avec reconnaissance.

Nice, le 28 octobre 1869.

Louis Piron, courtier.
Désiré Piron.

Je soussigné, Docteur-medecin, déclare avoir mis en usage à plusieurs reprises et avec succès le *Baume* des frères Thibaut.

Ce Baume est surtout applicable dans les cas de coupures, contusions et brûlures, et peut être considéré comme un agent destiné à rendre quelques services.

E. Bourdon, médecin.

Je déclare qu'atteint depuis très longtemps de crevasses aux mains, par l'application du Baume préparé par Messieurs les frères Thibaut, j'ai été en quelques jours guéri radicalement. Ce Baume m'a été donné gratuitement par M. Thibaut.

Nice, le 28 octobre 1869.

Buisson,
ex-capitaine de gendarmerie.

Je déclare qu'ayant eu la main gauche écrasée par une persienne à la suite d'un coup de vent, j'ai employé le Baume des frères Thibaut qui a radicalement guéri, dans 24 heures, la plaie produite à ma main.

Nice, le 25 octobre 1869.

Gondret,
receveur de l'octroi.

SOCIÉTÉ ANONYME D'ÉCLAIRAGE
ET DE CHAUFFAGE PAR LE GAZ A NICE.

—

Je soussigné déclare avoir souvent employé le Baume de MM. Thibaut frères, sur divers ouvriers de cette usine, à la suite de brûlures, écorchures et contusions, et que le résultat a toujours été très satisfaisant, la guérison ayant presque été immédiate.

Nice, le 28 octobre 1869.

Le directeur,

J. CARLES.

Je déclare qu'ayant eu plusieurs fois occasion d'appliquer à diverses personnes blessées, le Baume que M. Thibaut m'avait amicalement donné, j'en ai obtenu une prompte et satisfaisante guérison, entr'autres, je signalerai un cocher nommé François Depeiras, qui, ayant été mordu à la figure par un cheval, tomba évanoui et en deux minutes fut couvert de sang ; je m'empressai de le faire laver avec de l'eau fraîche, ensuite, constatant qu'un morceau de chair pendait du côté droit du nez, je lui appliquai le susdit Baume et en trois jours il put reprendre son service, sans lui laisser aucune trace de cicatrice.

En foi de quoi, etc.

Nice, le 29 octobre 1869.

LOUPIAS.

Je soussigné déclare que, souffrant depuis quelques jours d'un gros phlegmon à la paume de la main, j'ai été rapidement soulagé et guéri par l'application du Baume des frères Thibaut.

L'action de ce Baume s'est traduite par une cessation presque instantanée de la douleur, par la formation et la sortie rapide du pus. — En trois jours je fus guéri.

En foi de quoi, j'ai signé le présent certificat.

PAUL BOURRU.

Monsieur Barthèlemy Thibaut, négociant à Nice.

Grâce à votre Baume bienfaisant me voilà enfin soulagé.

Il a suffi que vous me pansiez une fois pour faire éprouver un rapide soulagement à mes souffrances, et une seconde fois pour me guérir complétement.

Donc en deux jours, votre Baume, que j'appellerai souverain, m'a guéri d'une doigtée à l'index, qui depuis huit à dix jours me faisait endurer les plus vives douleurs.

En attendant, agréez Monsieur, mes remercîments et ma parfaite considération.

Nice, le 6 août 1869.

Sotherick Guigonis.

Je soussigné, maître entrepreneur de bâtisses, déclare que, ayant eu le pouce de la main droite fortement coutusionné et presque aplati par la chute d'une grosse poutre, j'ai été guéri en quelques jours par le Baume de MM. Thibaut, sans qu'il restât aucune trace du mal. De même ayant eu le pied gauche meurtri par la chute d'une pièce d'un lit en fer, avec déchirure de la peau et coupure de l'ongle de l'orteil, j'ai été pareillement guéri en quelques jours et radicalement par l'application du même Baume. En outre, j'ai guéri ma femme, Catherine Vial, d'une forte contusion au pouce de la main gauche, avec écorchure de la peau, occasionnée par une bûche d'olivier qu'elle faisait rouler. Dans les trois cas mentionnés ci-dessus la guérison a été rapide, sans être accompagnée d'enflure ni d'inflammation.

Nice, le 12 novembre 1869.

Augier, G. B.

Je soussigné, déclare qu'ayant été blessé par une pierre qui m'occasionna une plaie à la jambe et une contusion à la main, j'ai été en très peu de temps complétement guéri par la seule application du Baume que M. Thibaut a eu la complaisance de me donner gratuitement.

Je déclare, en outre, que l'ayant aussi employé dans d'autres occasions, telles que coupures, brûlures, et principalement pour une écorchure au genou de mon fils, la guérison s'est effectuée avec une rapidité surprenante.

En foi de quoi, etc.

Nice, le 9 novembre 1869.

F. Aurelly.

Je soussigné, déclare que m'étant grièvement blessé un pied en marchant sur une planche où se trouvait planté un clou qui perça ma bottine et pénétra presqu'un demi-centimètre dans la chair ; je me transportai le lendemain chez MM. les frères Thibaut en les priant de vouloir bien me remettre un peu de leur Baume. Ces Messieurs furent assez bons pour panser eux-mêmes ma blessure ; et dès l'application de ce médicament mon pied s'est dégonflé et j'ai pu reprendre mes occupations sans qu'il s'ensuivit plus aucune douleur, ni inconvénient quelconque.

En foi de quoi, j'ai délivré le présent.

Tonsi Jacques.

Je soussigné, François-Victor Bousquet, domicilié à Nice, rue Masséna, 5, déclare m'être fait une coupure au-dessus du pouce de la main gauche avec un couteau nouvellement aiguisé. M'étant transporté chez MM. Thibaut frères, négociants, ils ont eu la bonté de panser ma plaie avec leur baume ; ce médicament a été tellement efficace, qu'au bout de quelques jours la plaie s'est cicatrisée, et grâce aux soins dont MM. Thibaut m'ont entouré, ma main est revenue à son état naturel. — Je me plais à signaler ce fait.

Nice, le 4 juillet 1869.

VICTOR BOUSQUET.

Je soussigné, Talandier J.B., lieutenant de vaisseau en retraite, déclare avoir employé le Baume que MM. Thibaut frères m'ont gratuitement donné pour un panari et qu'il ma guéri en peu de jours. L'ayant ensuite appliqué à divers matelots qui ont travaillé sous mes ordres aux opérations de sauvetage des navires et marchandises naufragés, pour blessures, coupures, contusions et déchirures de la peau, ce Baume a été tellement efficace, qu'ils ont toujours continué leur travail et ont été guéris en peu de temps.

Nice, le 9 novembre 1869.

TALANDIER.

Manière de l'employer.

—

Comme nous l'avons dit plus haut, ce Baume peut être employé pour toute espèce de blessure, récente ou ancienne. Il suffira de prendre une compresse, de l'imbiber bien du liquide et de l'appliquer sur la partie lésée. Dans le cas où il faudrait recourir à un second pansement, il faudra avoir soin de ne pas enlever la compresse et se borner à l'imbiber de nouveau. Si toutefois, l'état de la blessure exigeait du linge plus propre, on pourra le changer, mais il faudrait auparavant humecter l'ancien pour prévenir toute écorchure pouvant provenir de l'adhérence du linge à la partie affectée.

Nice, Typ., Lith. et Libr. Ch. Cauvin, rue la Préfecture, 6.

BAUME AROMATIQUE

DE MM. THIBAUT FRÈRES, FABRICANTS DE CIERGES

Nice, 21 juillet 1871.

Mon cher Monsieur Thibaut,

Permettez-moi de rendre ici un témoignage public en faveur de votre merveilleux Baume dont j'ai été, par ma position, plus à même que tout autre d'apprécier les bienfaisants effets. Outre les nombreuses cures faites sur tous les points de Nice, et dont font foi les certificats authentiques que vous avez reçus, nous avons pu, à l'hôpital, juger de sa puissance curative à la suite de la dernière guerre. Une foule de pauvres soldats nous étaient envoyés, les uns couverts de blessures, de contusions, doigts écrasés, panaris, etc., les autres atteints d'ulcères de toute nature, quelques-uns même ayant les pieds et les mains congelés. Dans tous ces cas, votre excellent Baume s'est montré à la hauteur du mal et a soutenu sa vieille réputation. Il a guéri *toujours, promptement* et *complétement.* A l'appui de nos assertions citons les deux faits suivants :

La femme du sieur Ducrés Jean lui avait fait au cou, avec l'intention de l'égorger, nne grave et profonde blessure par le moyen d'un rasoir ; transporté à l'hôpital Ste-Croix avec une abondante hémorrhagie, le premier soin, après l'avoir lavé, fut de lui appliquer le Baume, et le sang s'arrêta à l'instant ; la cure faite, le blessé demanda de sortir : sa plaie commençait à se cicatriser ; il sortit et continua à venir se faire panser avec le Baume pendant 2 ou 3 jours, au bout desquels il fut parfaitement guéri. La douleur cessa après l'application du Bau   et na   llement, la cicatrisation se fit après le terme usindiqué, vi   n importance et comme blessure et comm   localité.

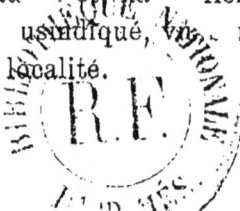

Ce fait a eu lieu le 2 avril 1870, à 5 heures de l'après-midi, rue Victor.

— Le nommé Blangié Jacques fut transporté, le 31 juillet 1870 au soir, à l'hôpital Ste-Croix, pour une blessure d'environ 3 centimètres de profondeur qui lui avait été faite au cou par un couteau dans la région de la carotide. Il semblait sur le point d'expirer ; son sang coulait comme un ruisseau ; cependant la carotide n'avait heureusement pas été atteinte. On lui appliqua le Baume, on le coucha, et quelques instants après le sang s'arrêta. Le docteur réunit par une suture les bords de la plaie ; on continua les pansements avec le Baume Thibaut, et, au bout de 3 jours, il sortit guéri de l'hôpital.

Je tiens donc à vous remercier, en leur nom et au mien, du soulagement instantané qu'ils ont éprouvé au milieu d'atroces souffrances, par l'emploi de votre médicament, véritable bienfait pour l'humanité.

Recevez, Monsieur, l'assurance de mon entier dévoûment.

Fr. Bénigne Manetti, Directeur.

Je déclare avec toute vérité que j'ai employé le baume aromatique préparé par les frères Thibaut, fabricants de cierges à Nice, dans deux cas de plaies chroniques et très-étendues aux jambes, affections morbifiques simplement locales et dans plusieurs cas de blessures, coupures, écorchures, contusions, etc., et j'ai observé que ledit baume a calmé promptement les souffrances et favorisé la cicatrisation de la manière la plus rapide et la plus efficace.

En foi de quoi, je délivre le présent certificat, en témoignage de louange et de gratitude, à MM. Thibaut frères et au P. général des frères *Fate bene fratelli* qui a bien voulu me faire la gracieuseté de me le remettre.

Frascati, 8 octobre 1870.

Signé ; Dr G. Brancadoro.

Le soussigné certifie authentique la signature du docteur Joseph Brancadoro, chirurgien opérateur de Frascati et de l'hôpital dirigé et administré par nos religieux *Fate bene fratelli* qui, eux aussi, ont fait usage avec le plus grand succès du baume de MM. Thibaut.

En foi de quoi, etc.

Rome, hôpital des *Fate bene fratelli*, à Isola, 10 octobre 1870.

Fr. Giò, MARIA ALFIERI, prieur général.

Con tutta verità dichiaro che, esperimentato il Balsamo aromatico preparato dai Sigg. Thibaut fratelli, di Nizza, su due casi di piaghe croniche e molto estese alle gambe, affezioni morbose simplicemente locali, e su parecchi casi di ferite, incise, o lacerocontuse, ho osservato che il sopra detto Balsamo ha calmato prontamente le sofferenze ed ha favorito la cicatrisazione in modo rapido ed efficace. Essendo questo il vero ne rilascio di buon grado il presente documento, desiderando rendere lode e gratitudine all' Autore ed al P. Generale dei *Fate bene fratelli* il quale gentilmente volle favorirmelo.

In fede,

Frascati, 9 otobre 1870.

Dᵣₐ G. BRANCADORO.

Si certifica dal sottoscritto esser vera ed autentica la firma del Dottore G. Brancadoro, chirurgo-operatore di Frascati e di quell' Ospedale diretto ed amministrato dai nostri religiosi *Fate bene fratelli*, i quali pure fecero uso di detto Balsamo Thibaut col più felice successo.

In fede,

Roma, Ospedale dei *Fate bene fratelli* in Isola, li 10 ottobre 1870.

Fr. Giò. MARIA ALFIERI Priore Generale.

Messieurs Thibaut,

Je vous remercie de l'excellent Baume que vous avez eu la bonté de m'offrir gratuitement, je l'ai de suite appliqué sur la forte contusion de mon pied droit, que j'avais prise à la campagne en sautant d'une échelle ; après l'application et quelques humectations réitérées j'ai pu en très-peu de temps appuyer mon pied, et marcher librement, ce que je n'avais pu encore obtenir malgré tous les soins que j'y avais prodigués.

Permettez donc, Messieurs, que je vous remercie encore une fois, et que je vous souhaite une longue série d'années, afin que vous puissiez continuer de soulager gratis les calamités humaines.

Dans cette attente je vous prie, Messieurs, d'agréer mon affectueuse reconnaissance.

Nice, le 10 janvier 1870.

J. Raynaud.

Je soussigné certifie que m'étant brûlé les deux mains, MM. Thibaut frères, fabricants de cierges, rue du Collet, à Nice, ont bien voulu panser eux-mêmes mes blessures avec le baume de leur fabrication, et que j'ai été guéri complétement, sans qu'il soit resté aucune trace du mal.

Nice, le 15 juillet 1870.

Signé : Scarlot, Michel.

Je déclare que mes deux fils, Augustin et Louis Guano, ayant eu leurs doigts écrasés par de grandes ardoises, et moi-même ayant déjà beaucoup souffert d'un panaris, j'ai employé pour eux et pour moi le Baume préparé par Messieurs les frères Thibaut qui nous a radicalement guéris en peu de temps.

Nice, le 19 novembre 1870.

Marie Guano.

Le soussigné certifie, en l'honneur de la vérité, qu'étant atteint d'un tour d'ongle à l'index de la main droite, qui, depuis deux jours, lui faisait éprouver de fortes douleurs, a été radicalement guéri dans l'espace de vingt-quatre heures moyennant l'application, à deux reprises, du Baume aromatique préparé par MM. les frères Thibaut.

Nice, le 23 février 1871.

N. MASCARELLI.

Je soussigné, déclare que M. Thibaut, fabricant de cierges, rue du Collet, à Nice, m'a étanché, à l'aide de son Baume, une veine qui coulait depuis quatre heures.

Nice, le 25 avril 1871.

CÉSAR BOUSQUET.

Je certifie que le Baume de MM. Thibaut frères, a été très-bon pour une piqûre que je m'étais faite au doigt, et que j'ai obtenu la guérison en deux ou trois jours.

En foi de quoi je leur délivre le présent certificat.

Nice, le 6 décembre 1869.

CHARLES BASSI.

Je soussigné, au 1er Turcos d'Afrique, déclare que, dès mon entrée à l'hôpital de Ste-Croix, à Nice, M. le Directeur, avec l'approbation de M. le chirurgien Barrelli, a employé le baume préparé par les frères Thibaut sur mes blessures aux jambes causées par des éclats d'obus. Je leur en laisse le présent certificat comme témoignage de ma reconnaissance.

Nice, hôpital Ste-Croix, le 22 novembre 1870.

AVIEZ AUGUSTE.

Je soussigné, déclare qu'étant tombé sur une pierre et ayant reçu une blessure que de longs voyages avaient agrandie et enflammée, j'entrai à l'hôpital Ste-Croix de Nice, où les religieux hospitaliers de St-Jean-de-Dieu m'appliquèrent le baume des frères Thibaut qui me guérit complétement au bout de deux jours.

Je leur en suis plein de reconnaissance.

DOMINIQUE DESCAILLAUX,
au 85ᵉ de ligne.

Je soussigné, certifie que le baume qu'on a mis sur mon écorchure au pied droit, et préparé par les frères Thibaut, m'a guéri de ma blessure au pied au bout de 24 heures.

ROBACH FRANÇOIS ANTOINE,
sergent au 85ᵉ de ligne.

Je soussigné déclare qu'ayant reçu à Metz, à la région de la tempe droite, une balle qui m'occasionnait d'atroces douleurs, je fus transporté à l'ambulance, où, à cause du grand nombre de blessés, on ne me donnait pas les soins dont j'avais besoin. Mais envoyé à l'hôpital Ste-Croix à Nice, j'ai été parfaitement guéri en peu de temps d'une plaie qui, selon le jugement des personnes de l'art, devait me priver de l'usage d'un œil, et peut-être m'occasionner une mort prématurée.

A MM. Thibaut frères qui m'ayant guéri avec le baume préparé par eux et que les religieux hospitaliers de St-Jean m'appliquèrent matin et soir, je laisse ces quelques lignes comme témoignage de ma plus vive reconnaissance.

ROY EBBON,
caporal au 67ᵉ de ligne.

Je confirme la validité des signatures ci-dessus et la vérité des guérisons sus-énoncées.

Je déclare en même temps que plusieurs autres blessés, sur lesquels nous avons employé le baume préparé par les frères Thibaut étant illettrés, n'ont pu confirmer, comme ils le voulaient, l'issue heureuse et inattendue de leur guérison à la suite de l'application faite du baume aromatique sur leurs différentes blessures. Enfin l'usage journalier que j'en fais avec le plus satisfaisant succès pour toutes sortes de plaies, tout cela constitue une preuve incontestable de l'efficacité et des vertus précieuses de ce baume.

Fr. BÉNIGNE MANETTI, Directeur.

Messieurs THIBAUD frères,

Je vous remercie beaucoup pour le flacon de Baume que vous m'avez si gracieusement offert; ayant eu l'occasion d'en faire usage sur diverses de mes élèves, dans des cas de brûlures et de chutes, j'en ai obtenu des résultats très-satisfaisants.

Veuillez donc agréer, Messieurs, l'expression de ma sincère reconnaissance et me croire votre toute dévouée,

A. BEU, institutrice.

Je soussigné déclare, pour l'honneur de la vérité, que le 11 juin dernier, tandis que j'étais occupé à placer une marquise, un violent coup de vent vint ébranler l'échelle sur laquelle j'étais monté; craignant de perdre l'équilibre, je m'élançai sur le perron où, malheureusement, je rencontrai une forte lime qui, après avoir percé ma chaussure, pénétra dans les chairs de mon pied à environ 4 centimètres. Je me traînai immédiatement chez MM. Thibaut frères, fabricants de cierges, qui voulurent bien me panser gratuitement avec leur Baume. Après deux applications de cet incomparable médicament, je fus en deux jours guéri de ma blessure et à même de reprendre mes travaux si brusquement interrompus.

En foi de quoi je leur ai délivré le présent pour leur valoir, etc

Nice, le 25 juin 1871.

Louis Dellemonti, ferblantier.

Nice, 19 juillet 1871.

Monsieur Thibaud,

Votre Balsamum, que vous avez vous-même appliqué sur la blessure qu'avait occasionnée à mon pied droit une chute de cheval, et qui m'empêchait absolument de marcher, est prodigieux ; après deux applications dudit Balsamum, je me trouve complétement guéri.

Mille remercîments,

Joseph Narici.

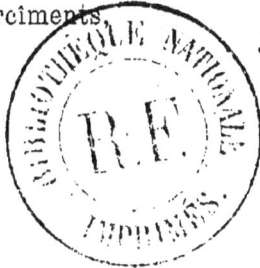

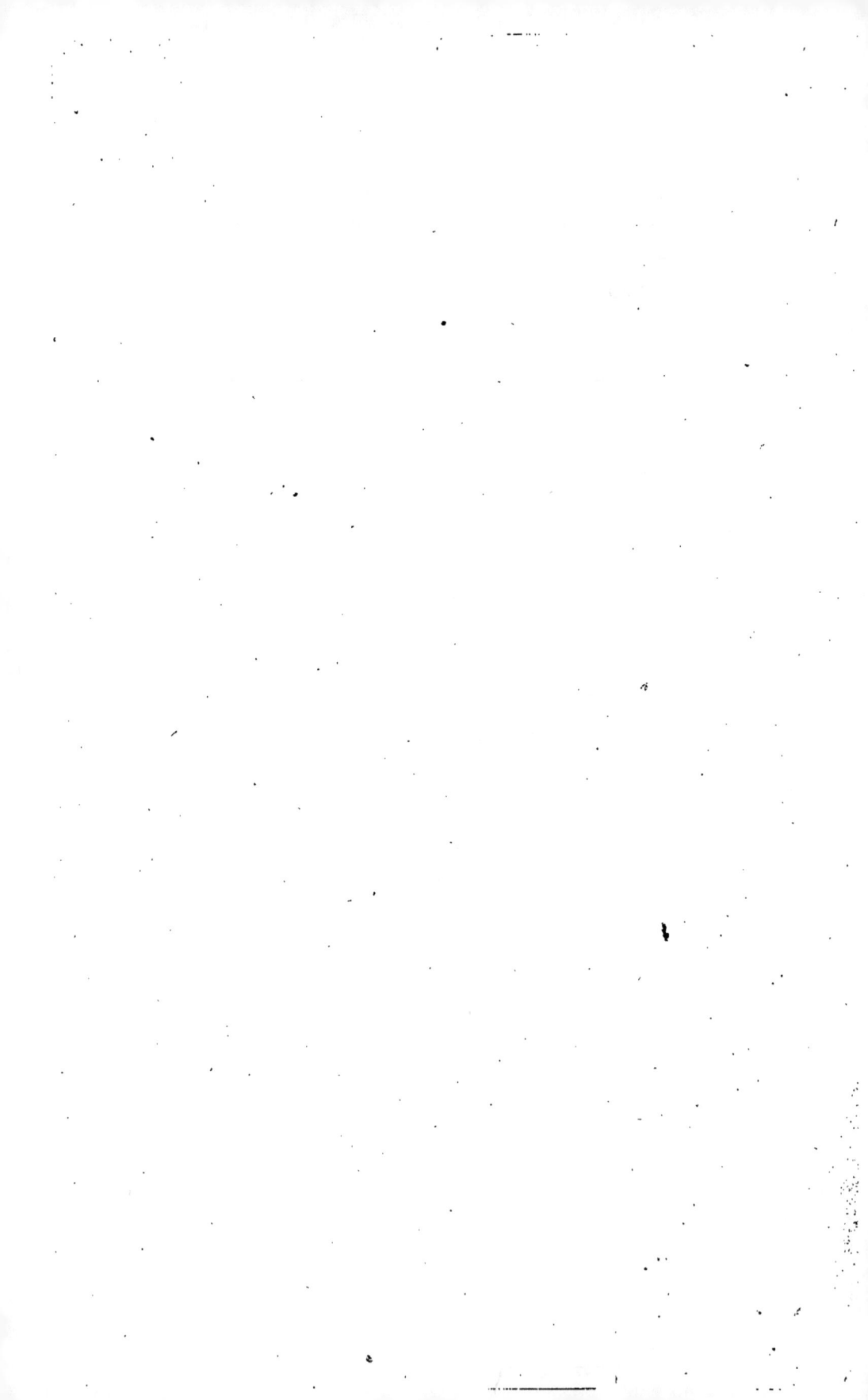

www.ingramcontent.com/pod-product-compliance
Lightning Source LLC
Chambersburg PA
CBHW060516200326
41520CB00017B/5062